FEDME EPIDEMI

slår dagligt 4 danskere ihjel

Marianne Lohse

Fedme Epidemi

slår dagligt 4 danskere ihjel

Forlag: Books on Demand

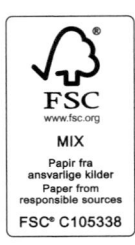

Fedme Epidemi – slår dagligt 4 danskere ihjel

2. udgave - 1. oplag 2014

Copyright © 2014 - Marianne Lohse

Sats og omslag: www.bod.dk

Omslagsbillede: www.fotkyfoto.com

Tegninger: www.fotolia.com

Forlag: Books on Demand GmbH, København, Danmark

Fremstilling: Books on Demand GmbH, Norderstedt, Tyskland

ISBN 978-87-7145-479-6

Denne bog er tilegnet alle de mennesker

som hver dag kæmper med overvægt

og som så inderligt ønsker

at blive de overflødige kilo kvit

og leve et anstændigt liv

Indholdsfortegnelse

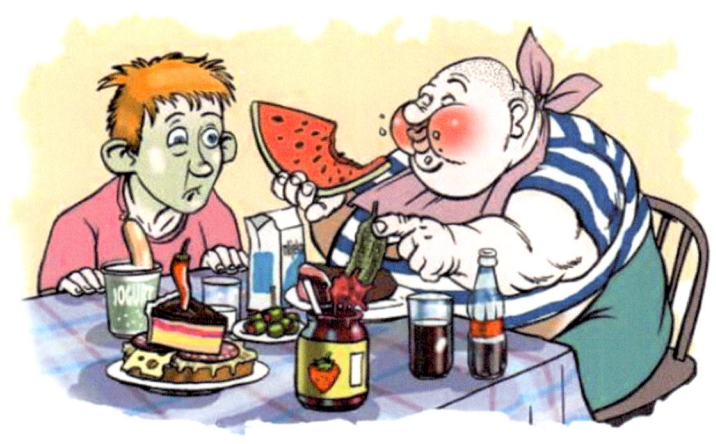

Indledning

Hvad sker der? Er vi gået fra forstanden? Kan det være rigtigt, at omkring 600.000 danskere er overvægtige, og at mange af dem ikke kan passe deres arbejde og derfor ender med at gå på førtidspension?

Hvor skræmmende er det, at fedme ifølge Dansk Statistik dagligt slår fire danskere ihjel? At overvægtige risikerer at blive ramt af langvarige lidelser som gigt, diabetes, cancer, hjerte-kar sygdomme med mere.

Det er simpelthen uacceptabelt, og ikke mindst en katastrofe for de ramte og deres familier, men også samfundsmæssigt, hvor det koster flere milliarder årligt, og problemet ser ikke ud til at blive mindre fremover.

I Danmark har vi et sundhedssystem, som står til rådighed, hvis vi bliver ramt af livstruende sygdomme. Er du derimod svært overvægtig, er der ikke nogen der står til rådighed - du er overladt til dig selv. Det er ganske uanstændigt og uetisk.

Hvem skal gøre noget ved det? Producenterne og butikkerne satser stadigvæk på discount. Forståeligt nok, så længe størstedelen af befolkningen løber spidsrod efter billige produkter.

Der er kun én som har ansvaret for dit liv, og det er dig selv. Hvis du vil ud af Fedme Epidemien, bliver du nødt til at ændre indstilling til din livsstil.

Forestil dig, hvordan du kan komme til at se ud og hvor sund du kan blive, kun ved at give slip på gamle vaner og mønstre.

Denne lille bog kan være springbrættet til et nyt liv for dig. Hvis du følger mine anvisninger i bogen, vil der åbne sig mange nye døre til et fantastisk liv.

Forord

En fedmeepidemi er nok det eneste vi ikke havde forestillet os, da "fedtfattig-bølgen" invaderede det ganske land, ja faktisk hele vesten. Vi troede simpelthen, at vi havde set lyset. Nu ville vi alle blive sunde og slanke, så alt hvad der hed "fedt" (selv det sunde fedt), blev en varm kartoffel, og nævnte man ordet fedt, blev man nærmest lynchet.

Fedmeepidemien startede for mere end 10 år siden i Danmark, ja faktisk op-levede jeg den første gang for mere end 20 år siden i et Walmart i New Jersey, hvor jeg skulle handle lidt småting.

Jeg husker tydeligt, hvor rystet jeg blev over synet af alle de "OVERFEDE" amerikanere, som kørte rundt med deres kæmpe babyer i indkøbsvogne så store som legehuse, fyldt med flere liter Coca Cola – litervis af is, chips i kæmpe dynger, kød i kilovis, kylling i kæmpe pakker, baby dåsemad, kager, popcorn og andet skrammel.

De var klædt i træningsdragter, som var alt for små. Bukserne hængte ned over røven, så man kunne se revnen mellem ballerne. Overdelen trak sig op på maven, så deres kæmpe maver hang ud over buksekanten som et stykke flæsk.

Babyerne sad i "legehusene" og gumlede på Cookies med kinder så tykke som oppustede balloner, og øjne som kiggede ud gennem små sprækker af fedt.

Jeg blev så rystet, at jeg nærmest gik i koma. Aldrig havde jeg set så store mennesker og fede babyer og så meget usund mad på én gang før. Det var som om jeg var landet på en fremmed planet, hvor beboerne var enige om, at fedme var nødvendigt for overlevelse. Jeg kom bare for at købe et par curlers til mit hår, men blev så forvirret, at jeg forlod butikken uden.

Jeg skulle blive klogere. Stille og roligt blev vesten invaderet af fedmebølgen, og i dag er det vores skræmmende hverdag. Fedme er eksploderet de sidste 10 år og er blevet en epidemi, ikke mindst efter fedthysteriets indtog.

Jeg har så svært ved at se fornuften i fedthysteriet, og kan slet ikke forstå, hvordan det er opstået. Hvem kom på den geniale ide, at vi skulle holde os fra fedt?

Det samme gælder Lightprodukter, som blev den næste store dille efter fedt-skræmmekampagnen. Og nu skal vi spise masser af proteiner og skære ned på kul-hydrater. Denne nye dille kaldes for Sten-alderkost, som rigtig mange er glade for.

Med denne bog vil jeg forsøge at for-klare, at fedthysteriet er menneskeskabt og helt ude af proportioner. Fedthysteriet har haft, og har stadigvæk fatale følger for dem som tror, at et liv uden fedt "er fedt"!

Jeg håber på, at jeg også kan prikke til dig, som tror at Lightprodukter er vejen til sundhed og en slank krop - intet kunne være mere usandt.

Stenalderkosten kan have sin berettigelse, når vi taler om at skære ned på hurtige kulhydrater, såsom sukkerstoffer i alle former, hvidt mel, alkohol osv., men at udskifte dem med proteiner, tvivler jeg på er sundt på den lange bane. For mig handler ernæring om sund fornuft, ganske enkelt.

Må denne lille bog blive din vejleder til et nyt liv, hvor grundtanken hedder 'Sund Fornuft'.

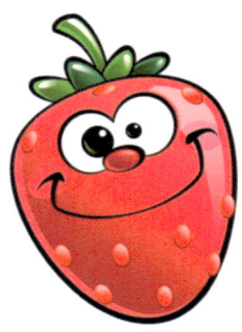

Fedmeepidemi en realitet globalt

Artikel fra www.raskmedia.com

Udgivet den 4. februar 2013 | Af artegrafix

En større og større del af befolkningen bliver ikke blot moderat overvægtige, men decideret fede. WHO har således siden 2006 talt om en egentlig fedmeepidemi på globalt plan. Problemet er, at vi ikke kender de bagvedliggende årsager til, at så mange i dag bliver fede og dermed heller ikke kan sætte ind overfor epidemien. Men heldigvis beskæftiger forskere sig over hele verden med problematikken.

Flere forskere har opstillet andre faktorer som mulig årsag til den stigende fedme. Her er nogle af dem i uddrag fra artiklen:

Nogle forskere beskylder forureningen for at være årsag. Det hormon-forstyrrende tilsætningsstof til plastik 'Bisphenyl' A, er kendt for at kunne medføre fedme i forsøgsdyr. Det mistænkes derfor for at være en årsag til fedme i mennesker. Bisphenyl findes i plastikflasker, pla-

stic beholdere til madvarer samt indvendig plastik- coating i dåser.

Andre forskere mener at det kan skyldes atmosfærens forøgede indhold af kuldioxyd. De mener, at antallet af overvægtige i Danmark er steget i nogenlunde samme takt som CO2 koncentrationen i atmosfæren.

Andre igen mener der kan være specielle gener på spil, som i særlig grad under de rette omstændigheder er befordrende for fedme.

Af Charlotte Søllner Hernø, csh@raskmagasinet.dk

Det undrer mig, at ingen omtaler vores underlødige kost som mulig årsag til 'Fedme Epidemien'. Det forstår jeg simpelthen ikke. Kan det være fordi de fleste virkelig helhjertet tror på, at den mad de spiser er i orden?

Når jeg spørger folk, hvad de tænker om den mad de køber i supermarkederne, er svaret det samme; når varerne ligger i butikkerne, må de være godkendt af Fødevarestyrelsen, ellers kunne man vel ikke købe dem og ikke mindst spise dem. Det kan jo ikke passe, at Fødevarestyrelsen tillader produkter, vi kan blive syge af, det er noget vrøvl. Sådan er de flestes indstilling til den mad de køber i supermarkederne.

Jeg kan jo kun give dem ret, sådan burde det være. Men hvilke EU standarder godkender Fødevarestyrelsen efter? Her tænker jeg f.eks. på færdigt fremstillede blandingsprodukter, hvor der kan være Aspartam, nitrit, hormoner, farvestof, aromastoffer og andre hyggelige kemikalier og andre tilsætningsstoffer i.

Hvad med Cola Zero, og andre læskedrikke? Vi ved alle sammen, at det kan være livsfarligt i længden at drikke disse læskedrikke hver dag, alligevel står de i tusindvis på hylderne i supermarkederne, og folk hælder dem ned i litervis. Disse produkter har også været gennem fødevarekontrollen og er blevet godkendt til det danske marked. Så hvad skal vi tro! Hvad tænker du?

Det, som skræmmer mig mest er, at rigtig mange mennesker helhjertet tror på, at de spiser sundt og nærende, når de køber billige produkter, ene og alene fordi de mener, at de produkter som ligger i butikkerne er ufarlige, fordi de er godkendt af fødevarestyrelsen og derfor er okay, punktum.

Som jeg har hørt flere sige: "Fødeva-restyrelsen kan jo bare forbyde de farlige produkter, så lå de ikke i butikkerne, og forbrugerne blev sparet for en masse be-kymringer".

Vi kan ikke være mere enige, men desværre hænger det ikke sådan sam-men. Producenterne tilpasser deres pro-duktion til det købestærke marked, uan-set om det er sundt eller ej. Det handler ganske enkelt om overlevelse. De produk-ter som bliver solgt i store mængder, bli-ver også produceret i store mængder. Det er der pengene ligger, så simpelt er det.

Hvordan kan man få folk til at forstå, at de er på afveje, når de åbenlyst accep-terer, at de er overvægtige og usunde.

Hvordan skal man kunne forklare dem, hvor uanstændigt de behandler sig selv.

Personligt tror jeg, at ingen ønsker at være usund og overvægtig af egen fri vilje, tværtimod, men alligevel sker det hver eneste dag. Hvad er det som gør, at det er så svært!

Fedme er en tilstand, hvor kroppens depoter af fedt er så store, at det har helbredsmæssige konsekvenser. Hvis dit BMI er 30 eller derover, lider du af fedme.

Fedme er ofte forbundet med dårlig kondition, åndenød og belastningssymptomer fra ryggen og benene. Du kan have psykiske problemer, som f.eks. nedsat selvværd, og stress.

Fedme er som regel en mere kronisk tilstand, og den bliver ofte værre gennem årene, hvor du kan få en række følgesygdomme.

Fedme udvikler sig ofte på baggrund af et lille dagligt kalorieoverskud, vi spiser bare lidt mere hver dag, uden at tænke så meget over det, det sker bare.

Hvis du indtager flere kalorier, end du forbrænder, bliver kalorierne oplagret som fedt i kroppen.

Hvis du er fysisk inaktiv, hvilket de fleste overvægtige er, vil fedme let udvikle sig. Motion er alfa omega, hvis du vil holde dig slank, sund og rask.

Lider man af overvægt og fedme i barndommen, er der større risiko for, at

man også kommer til at lide af fedme som
voksen, hvilket gør det svært at opnå sto-
re og blivende vægttab når man bliver
voksen, derfor er forebyggelse meget vig-
tig.

Lad os forsøge at få styr på alle de
mange faldgruber, der findes ude i butik-
kerne, og som frister svage sjæle. Lad os
starte med Lightprodukter!

Hvad er Lightprodukter

Lightprodukter har et lavere indhold
af sukker og/eller fedt. For at kompensere
for det lavere indhold af sukker og fedt,
har man i stedet tilsat sødemidler, emul-
geringsstoffer, smagsforstærkere, farve-
stoffer osv., og da disse ofte er kunstigt
fremstillet, behøver man ikke tænke læn-

ge over, hvor usundt det kan være for kroppen, hvis man indtager det regelmæssigt.

Lightprodukter opretholder sukkerafhængigheden. Ønsker man at tabe sig, er Lightprodukter ikke vejen frem, for det har ikke den ønskede effekt.

Kroppen er styret af et belønningssystem, som registrerer, når der kommer sødt på tungen. Det sender et signal til hjernen om, at kroppen forventer et kick af sukkeret. Problemet med lightprodukter er imidlertid, at der ikke kommer noget kick efter indtag. Årsagen er, at lightprodukter er sødet med kunstige sødemidler.

Kunstige sødemidler giver et meget kort kick, som kroppen ikke når at registrere. I stedet for bliver det omdannet til fedt eller andre kedelige biprodukter, og kroppen sidder tilbage med følelsen af at være blevet snydt.

Når kroppen føler sig snydt, vil den blive ved med at længes efter sukkerkicket og tigger derfor efter mere, viser hollandske forsøg. *Paul Smeets, er forsker på universitetet UMC Utrecht i Holland*. Han har påvist, hvad der sker i hjernen efter indtagelse af sødemidler og sukker.

Når du spiser sødemidler, vil du komme til at mangle følelsen af tilfredsstillelse. Du vil nyde smagen, og føle dig mæt et kort stykke tid pga. volumen. Men det giver ingen belønning og vil ikke nedsætte din lyst til at spise mere, forklarer *Paul Smeets.*

De fleste af os kender den evige kamp for ikke at tage det næste stykke chokolade, kage osv, det summer rundt i hovedet på os, indtil vi giver efter. Vi mangler simpelthen følelsen af tilfredsstillelse.

Salget af Lightprodukter er stigende

I begyndelsen af 2007 mente man, at salget af light sodavand ville stige til 34% af markedsandelen i forhold til 27%, som er den hidtidige rekord. Light- sodavand og Cola er blot nogle af de mange energireducerede produkter, hvor salget er støt stigende.

Årsagerne er mange

De fleste ved, at for meget sukker er usundt, og derfor er der mange, som forsøger at spare på det sukker, der findes i almindelige fødevarer som kiks, yoghurt, saftevand, marmelade, morgenmadsprodukter og mange andre ting.

Andre vil gerne tabe sig og vælger derfor lightprodukter i håb om at tabe sig lettere, fordi de indeholder færre kalorier og mindre fedt.

Andre igen vælger de nye lightprodukter som en slags identitet, fordi de lader sig narre til at tro, at de bliver smukke og slanke og får en bedre livskvalitet ved at spise light.

Samtidig anbefales lightprodukter af nogle slankeeksperter, mens andre bandlyser dem og henviser til, at sødemidlerne kan være livstruende.

Der er altså mange forestillinger og myter om lightprodukter. Men hvad skal man rette sig efter som almindelig forbruger?

Lightprodukter og vægttab

De lightprodukter vi danskere spiser for at tabe os, er enten "light" pga. mindre sukker eller lavere fedtindhold, eller begge dele.

Mange af os har prøvet slankekure, hvor man tæller kalorier for at tabe sig. Når vi køber lightprodukter, hvor der

f.eks. står "35% mindre fedt", "50% fær-
re kalorier" eller lignende på produktet,
tror de fleste fejlagtigt, at de reducerer
deres energiindtag kraftigt ved at vælge
disse produkter. Men sådan hænger det
ikke sammen.

Lightprodukter øger appetitten

For langt de fleste forholder det sig
imidlertid sådan, at "light" betegnelsen får
folk til at tro, at de kan spise mere af det
pågældende produkt.

Andre oplever, at de fedt- og sukker-
reducerede fødevarer ikke tilfredsstiller
kroppen tilstrækkeligt, og derfor føler me-
re sult.

Spiser vi overvejende lightprodukter, hører vi til gruppen af personer, som i troen på, at lightprodukter er vejen til et slankt og sundt liv, kommer til at spise mere end kroppen har brug for, og dermed ubevidst ødelægger en fantastisk krop.

Hvis du ønsker at tabe dig, er det ikke nok kun at tænke på, **hvad** du spiser men også, hvor **meget**, og her er lightprodukterne forklædt som en mad-lokker!

Fedtfattig kost

Ordet fedtfattig har aldrig været mere misvisende. Selv politikerne hoppede på fedtfattigbølgen. Med deres bedste vilje satte de fedtafgiften op for at hjælpe de stakkels "fede" mennesker med at holde sig fra synderen.

Jamen kære venner, det gør de jo allerede i forvejen. De svælger sig i fedtfattig mad, minimælk, lightprodukter i alle afskygninger, vitamindrikke, masser af fastfood (fedtfattig tror de), og alligevel svulmer de op som spærreballoner. Så hvad skal de med fedtafgifter? Heldigvis er politikerne blevet klogere i mellemtiden, og har fjernet fedtafgiften igen, fordi den ingen effekt havde.

Desværre har fedthysteriet stadigvæk fat i rigtig mange mennesker.

Hvis vi skal tale om sund fornuft når vi taler fedt, så skal vi lære at begrænse indtaget af animalsk fedt, og ikke mindst transfedt, som findes i fastfood, færdigretter, færdigpakkede kager, og meget andet, og i stedet lære at spise sundt fedt fra f.eks. gode olier, fede fisk, nødder, avocado osv. Fedt optages på lige fod med vitaminer, mineraler, aminosyrer osv.

Ifølge dansk lovgivning, må der højst være to gram transfedt for hver 100 gram fedt i fødevarerne. EU Kommissionen vil have Danmark til at rette ind efter de andre EU lande, hvor det er tilladt med meget større mængder. Det kan komme til at betyde, at vores mad fremover vil indeholde langt mere transfedt end nu.

Sundt fedt er en vigtig bestanddel af vores naturlige føde. Hvis vi snyder kroppen for det sunde fedt, og i stedet spiser mættet fedt i form af animalsk fedt, transfedt osv., bidrager vi ubevidst til et usundt indre miljø. Det er ikke forbudt at spise animalsk fedt, men det bør begrænses.

Spiser man fedtfattigt, er kroppen konstant på vagt efter fedt. Så snart der kommer fedt indenbords, holder kroppen fast på det af angst for at miste det igen. Den gemmer det i depoter til bedre tider. Det er det fedt, som sætter sig overalt i kroppen, og som vi så indædt kæmper for at blive kvit ved at spise fedtfattigt.

At spise fedtfattigt er kimen til fedme, og ikke mindst livstruende sygdomme. Ved at spise fedtfattigt, opnår vi ikke sundhed og vitalitet, men et liv i overhalingsbanen.

Jeg tænker så tit på, om vi ville be-
handle vores bil på samme måde som vo-
res kroppe. Kører vi benzinbil, kunne vi
aldrig drømme om at fylde diesel på, fordi
vi ved, at motoren brænder sammen og
ikke er til at redde igen.

Det samme sker for vores krop. Den
risikerer også at brænde sammen på et
tidspunkt, hvis vi bliver ved med at fylde
forkert brændstof på. At leve et liv i over-
halingsbanen, er det samme som at sige
"bare kør mig ned, jeg er ikke bedre
værd".

Hvis du vil være seriøs omkring dit
liv, bliver du nødt til at tage dig selv al-
vorligt. At tage dig selv alvorligt er ikke at
lade dig friste af Tv-reklamer, discounttil-
bud og annoncer i tilbudsaviser, hvor det

kun handler om, at det skal være billigt, billigt, billigt.

Der er ingen som tvinger dig til at købe fristelserne. Der findes tusindvis af andre meget sundere, ikke fedende og usunde produkter, valget er dit.

Det handler om at tage kampen op mod skræmmekampagner og i stedet bruge din sunde fornuft, og ikke mindst kærlighed til dig selv.

Jeg er sikker på du kan. Det eneste du mangler er nogle simple værktøjer til at tage kampen op, så her er de, tag godt i mod dem!

Simple værktøjer

Der er flere forklaringer på, hvorfor vi bliver fede af at spise fedtfattigt.

Den fedt vi spiser omsætter kroppen, det kroppen ikke får omsat, lagres i depoter til bedre tider, det er den fedt som giver deller, og som vi hader at kigge på.

a. Hvordan lærer jeg at spise sundt fedt?
Undgå alle dårlige og dovne vaner. Spis sundt og fornuftigt, og glem alt om fedthysteri. Spis den gode fedt og ordentlige råvarer, nyd dine måltider. Fedtfattig mad mætter ikke ordentligt, det er tomme kalorier, derfor spiser vi mere når vi spiser fedtfattigt, hvilket igen giver flere kilo på sidebenene.

b. Hvordan undgår jeg fedtfattige fødeva-rer?

Stop med at købe lightprodukter, mi-nimælk, og fedtfattigt, byt f.eks. mini-mælk ud med sødmælk, spis smør og flø-de i små mængder, og kom sund olie på salaten. Alt sammen med omtanke, brug din sunde fornuft!

Jeg ved godt det lyder mærkeligt, og måske også lidt skræmmende, at du skal købe disse "fede" produkter, men sagen er, at de på den lange bane feder mindre end lightprodukter og fedtfattigt. Det gør de, fordi kroppen bedre kan omsætte dem, og dermed får fornuftigt udbytte af dem.

36

Sukker: en kæmpe synder.

De fleste af os kender kun sukker i almindelig form, men tro mig, der findes flere former for kunstige sødemidler, som kan være skjult under navne som Aspartam, Nutrasweet og Candreel, som er ét og samme sødemiddel.

Aspartam findes i mere end 5000 forskellige fødevarer, som for eksempel light sodavand, Coca Cola, tyggegummi, sødemidler, slanke- og diabetikerkost, morgenmadsprodukter, slik, marmelade, kager, fastfood, færdigretter, brød, vitaminpiller, håndkøbsmedicin, receptpligtige præparater og meget mere, alt sammen noget rigtig mange indtager i rigelige mængder, hver dag.

Det er utroligt svært at undgå kunstige sødemidler medmindre man køber økologisk og naturlige råvarer.

Problemet med for meget sukker er, at det sukker kroppen ikke kan omsætte, omdannes til fedt, som lagres i fedtdepoterne på kroppen.

c. Hvordan undgår jeg skjult sukker

Du behøver f.eks. ikke spise eller drikke fastfood, færdigretter, burger, Coca cola, juice, sodavand, vitamindrikke, vin, øl, kager, slik osv. hver dag. Du kan jo nøjes med at "spise usundt" f.eks. om lørdagen, hvor du kan give dig selv lov til at "nyde" at du "griser" lidt, det kan kroppen sagtens klare. Det er kosten i hverdagen som tæller!

Manglende motion.

Vi rører os ALT for lidt i forhold til hvad vi spiser. Vi sidder meget mere end vi gjorde for bare 5 år siden. iPhone, Computer og iPad er nok de største syndere i dag, godt forfulgt af fjernsynet. Samtidig har vi en tendens til at "hygge" os, når vi sidder foran skærmen, og hygge er for de fleste "at putte noget i munden".

d. Hvordan undgår jeg at putte noget i munden når jeg hygger?

Du kunne f.eks. starte med at lade være med at sidde for meget, det er en dårlig vane, og vaner kan altid ændres. Op af stolen og ud og gå en tur! En rask gåtur er lise for sjæl og krop, du behøver jo ikke løbe en Marathon.

Næste skridt er, lad være med at putte hyggeguf i munden, det er ikke nødvendigt, det eneste det gør er at gøre dig syg og overvægtig. Vælg noget andet mere sundt i stedet for, f.eks. frugt, nød-der, rosiner, dadler osv. og mærk velvæ-ren og den gode samvittighed.

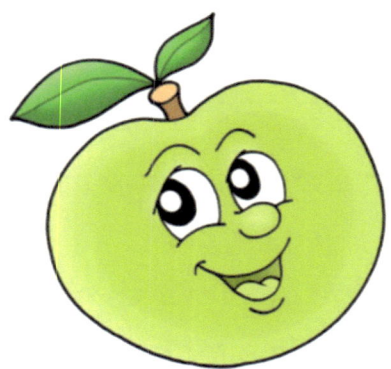

Sund logik.

Hvis vi tænker os om, er det jo logik for perlehøns, at man bliver fed af at sid-

de på rumpen det meste af dagen, kører
hjem fra arbejde i bil, sidder foran fjerne-
ren og spiser aftensmad og slutter af med
lidt hyggeguf inden vi går i seng, plus den
vin og/eller øl vi konsumerer hver dag.
Hvor svært kan det være!

g. Hvordan kan jeg lære at tænke logisk

De fleste af os ved godt, hvordan
usund levevis og fedme hænger sammen,
problemet er bare, at der er milevidt fra
tanke til handling. Vi har tusindvis af und-
skyldninger for at forsvare vores handlin-
ger, men vi bruger ikke tusindvis af hand-
linger for at forsvare vores undskyldnin-
ger.

Problemet er, at vi ikke er dygtige
nok til at tage os selv alvorligt. Vi ser
simpelthen ikke varslerne. Det er åben-

bart ikke nok, at vi må skifte garderoben ud jævnligt for at kunne passe tøjet, at børnene får astma og allergi, at vi har ondt alle vegne, ikke orker at have sex med vores partner, er trætte, stressede, kede af det osv.

Start med at spørge dig selv hver gang du skal til at "synde". Er dette her særlig smart? Hvor godt er det for mig? Bidrager det til et sundt og ustresset liv? Find selv på nogle rammende spørgsmål, svar selv på dem, og tag så dig selv alvorligt!

f. *Hvordan tager jeg mig selv alvorligt?*
Du kan starte med at se dig selv dybt i øjnene og spørge; er det i orden, at jeg behandler mig selv på denne måde? Mærk efter, hvilke tanker der kommer op. Træn

dig hver dag i at tage ansvar for dit liv ved f.eks. at spise sundt, gå en tur, drikke vand, sove godt osv.

Vi ændrer ikke indstilling til vores usunde livsstil, bare fordi der er nogen som fortæller os om alskens ulykker, eller at naboen har fået cancer. Vi mennesker er lavet af et mærkværdigt stof, for uanset hvor fede og usunde vi er, og uanset hvor meget vi ønsker af hele hjertet at ændre livsstil, så sker det bare ikke.

Hvad skal der til, for at få den almindelige forbruger til at forstå, at sund livsstil er livsvigtig? Hvem kan med held forklare forbrugeren, at et liv med usund mad er det samme som at behandle sig selv ligegyldigt og ansvarsløst.

Hvad er det som gør, at rigtig mange tror på, hvad der bliver sagt og skrevet i medierne? Det virker fuldstændigt modstridende, at en stor del af den vestlige befolkning lider af overvægt, og rigtig mange er fede, når de samtidigt spiser fedtfattigt. Det strider da mod al sund fornuft.

Lad os kigge på kroppens livsvigtige energikilder proteiner, kulhydrater og fedt.

Proteiner, kulhydrater og fedt

Proteiner

Kilder til proteiner er kød, mejeriprodukter, æg, fisk og skaldyr. Kornprodukter, nødder og nogle grøntsager indeholder små mængder protein. Vi har brug for proteiner til opbygning af muskler og organer, herunder hjernen.

Proteiner mætter og sætter gang i forbrændingen, de indeholder mange vitaminer og mineraler. 10-15% af vores daglige energiindtag skal komme fra proteiner.

Kulhydrater

Kulhydrater er vores primære energikilde. Uforbrændt kulhydratenergi lagres i leveren som det såkaldte glykogendepot, et reservelager til senere brug.

Kilder til kulhydrater er brød, ris, pasta, gryn, kartofler, frugt, grøntsager, læskedrikke og sukker.

Vi har brug for kulhydrater som brændstof til kroppen. Kulhydrater er den første energikilde kroppen forbrænder i sin forbrændingsproces.

Hvis indtaget af kulhydrater er for stort, tager det lang tid før kroppen går i gang med at forbrænde fedt. Derfor siger man, at kulhydrater feder indirekte. Det vil simpelthen tage længere tid for kroppen at begynde at forbrænde fedt, hvis der hele tiden fyldes kulhydrater på systemet. Så vil man tabe sig, skal man tænke over hvilke kulhydrater man spiser, og i hvilke mængder. Det skal dog pointeres, at man **skal** have kulhydrater, de er og bliver kroppens "forbrændingsprodukt".

Kulhydrater inddeles i to former
De tomme kulhydrater, er sukkerkulhydrater. De er hurtige og simple.

Sukker, slik og søde drikke er eksempler på tomme kalorier. De gavner ikke kroppen, men tilfører til gengæld en masse unødige kalorier.

De langsomme kulhydrater giver en længerevarende mæthed. Generelt hører alt groft og grønt ind under langsomme kulhydrater. Det anbefales, at ca. 55-60% af vores daglige energiindtag kommer fra denne kulhydratgruppe.

Vær dog meget opmærksom på ris, pasta, hvidt brød og kartofler. Det er tungt fordøjeligt og indeholder meget stivelse, som indirekte er årsag til fedme. Søde frugter indeholder meget frugtsukker, hvor det frugtsukker som ikke forbrændes omdannes til fedt.

Så er der Fedt

Fedt er en nødvendig energikilde. Mange vitaminer ville ikke kunne optages i kroppen, hvis der ikke var fedt til stede, og vi risikerer at blive fejlernærede. Så fedt er livsnødvendigt. Fedt inddeles i animalsk (mættet fedt), vegetabilsk fedt og fiskeolie (den umættede fedt).

Animalske fedt

Den animalske fedt kommer fra kød, fjerkræ, æg, mejeriprodukter samt kokos og palme. Er fortrinsvis det mættede fedt. Ved indtagelse i for store mængder gør det os fede og skader vores organer.

Det vegetabilske fedt og fiskeolien

kommer fra hhv. planter og fisk. Det feder i lige så høj grad som animalsk fedt, men det er "sundere" for kroppen, fordi kroppen kan omsætte det. Er opdelt i en-kelt- og flerumættede fedtkilder.

Det anbefales, at vi spiser max 30% fedt om dagen, og selvfølgelig den "gode" fedt. Det er ikke forbudt at spise animalsk fedt, det skal bare begrænses betydeligt.

En god kombination af proteiner, kul-hydrater og fedt er livsnødvendige for en sund og rask krop.

Hvad med alkohol

Ja, hvad med alkohol? Mange af os elsker et glas vin når vi kommer hjem fra arbejde, andre tyr til et skønt glas øl, men rigtig ofte bliver ét glas til flere, og inden vi ser os om, har vi måske delt en flaske vin, eller drukket flere øl hver dag.

Et glas vin indeholder ca. 120-200 kalorier, to glas vin indeholder ca. 240-400 kalorier, tre glas vin indeholder ca. 360-600 kalorier osv. Det bliver altså hurtigt til rigtig mange kalorier og deller på sidebenene.

Vin indeholder rimelig meget frugtsukker, og det sukker kroppen ikke omsætter, omdannes til fedt, hvilket ofte er resultatet af flere glas vin om dagen, plus alt det andet sukker vi indtager samtidigt.

Vin har vist sig i visse tilfælde at have en uheldig virkning på kroppen. Jeg er én af mange, som kender til problemet. Maven svulmer op, fordi sukker og alkohol sammen med mad begynder at gære.

Hvis du drikker vin mellem måltiderne, er problemet mindre, men har du tendens til gæring i maven, er det en rigtig god ide kun at drikke vin ved festlige lejligheder.

Det forholder sig anderledes med kalorier i øl. En øl indeholder ca. 38 kalorier. Det er jo ikke meget, så det er ikke kalorierne fra øllen, som giver opsvulmet mave og deller på sidebenene.

Øl indeholder malt, hvor noget af malten omdannes til Glukose samt Maltose. Maltose er sammensat af to glukoser, så her taler vi også om sukkerarter, der opfører sig på samme måde som frugtsukker i vinen. Og får vi for meget af det, og ikke mindst drikker det til maden, risikerer vi ligeledes opsvulmede maver.

Så "parolen" må være, drik alkohol med måde, og brug din sunde fornuft.

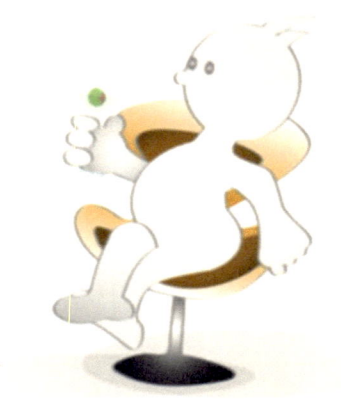

Den største synder er sukker i for-skellige former. Den farligste er den vi ikke kan se, og måske heller ikke direkte smage, den som gør, at maden smager vidunderlig, den som gør, at et glas vin bliver til endnu et glas osv. Jeg kalder den for "Den skjulte synder".

Den skjulte synder

Fedme kommer ikke ud af ingenting, så fedtfattigt eller ej, så er den rivende gal. Vi var før inde på vores enorme over-forbrug af sukker, så lad os se på sukker, og ikke mindst det kunstige sødemiddel Aspartam, også kaldet Nutrasweet eller Canderel, kært barn mange navne.

Jeg læste forleden, at ét glas Coca Cola light kræver 25 glas vand for at få balancen tilbage i kroppen. Jeg kender altså ikke nogen som drikker 25 glas vand, hver gang de drikker Coca Cola light, gør du? Men jeg kender til gengæld rigtig mange, som drikker mere end 1 glas Coca Cola light, hver dag.

Én enkelt sodavand/Cola eller anden form for læskedrik om dagen giver op til 7 kg ekstra på sidebenene i løbet af et år! Skræmmende, at noget som er så let at skylle ned, har så negativ effekt.

Vi vil ikke komme ind på alle ingredienserne i Coca Cola og læskedrikke, men forholde os til Aspartam, da det ikke kun findes i læskedrikke, men også i mange andre fødevarer, især færdigretter.

Før i tiden stod Aspartam på Pentagons liste over kemiske våben. I dag er det en integreret del af vores moderne kost. Scarry ikke! Alene i Europa sælges der årligt 2000 tons af dette sødemiddel.

Vi kan kun undgå aspartam/Nutrasweet, hormoner, kviksølv, transfedt og andre tilsætningsstoffer, hvis vi holder os fra produkter, som indeholder cisse. Læs derfor indholdsfortegnelsen, når du køber ind, så du kan fravælge disse produkter.

Er du en tikkende bombe

Har du nogensinde tænkt over, at din overvægtige krop er på overarbejde hver dag, døgnets 24 timer. Den skal sørge for at holde dig kørende, så du hver morgen kan stå op til endnu en dag. Kroppen er så viseligt indrettet, at den hele tiden forsøger at rette op på ubalancer ved at tage vitale stoffer fra andre kropsdele, som f.eks. fra lever, nyrer, knogler, bindevæv, tænder osv. Selv med en vanskelig passager, som bruger kroppen som skraldespand, kører toget alligevel hver dag, måske!

Overvægtige er ofte "underernære-
de". Lyder det mærkeligt? Det er faktisk
rigtigt. Sagen er, man bliver kun svært
overvægtig, hvis man mishandler sin krop
ved f.eks. at spise underlødig mad, som
ikke indeholder vitaminer, mineraler,
aminosyre, fedtstoffer osv., men i stedet
indeholder tilsætningsstoffer i alle afskyg-
ninger, som ophober sig forskellige steder
i kroppen.

Resultatet bliver en krop, som mang-
ler livsvigtige stoffer, hvilket er lig med
underernæring. Selvom du måske føler
dig rask, er det ikke ensbetydende med at
du kan bestå en sundhedstest hos lægen.

Dit held er, at din krop er en "vidun-
dermaskine", som meget nødigt giver op,
selvom der er grus i maskineriet. Så læn-

ge der er energi tilbage som den kan stjæle fra andre organer, bliver den ved med at holde sig kørende. Så unik er din krop.

Problemet er bare, at på et tidspunkt vil lagrene blive tømte, energien slippe op, og kroppen vil tabe spillet, festen er forbi.

Tro mig, du lever på lånt tid hvis du er svært overvægtig og ikke ændrer retning, så tænk dig rigtig godt om, livet er for kort til fejltagelser.

Du skal næsten lige have denne oplevelse fra den virkelige verden.

Nogle af vores rigtig gode venner, vi kan kalde hende for Lis og ham for Henrik, levede et lykkeligt parforhold med masser af glæde og hengivenhed.

Henrik var til den søde tand, og Lis mere til den fornuftige side. Han havde kager og søde sager i flere skabe i køkkenet. Han elskede søde sager, det var hans mantra i livet.

En aften vi var ude og spise sammen og var nået til desserten, skulle hver især bestille. Henrik bestilte en dobbelt portion og vi andre en enkelt portion. Da desserten kom på bordet, rullede hans øjne som et lille barns i en slikbutik.

Jeg kiggede bekymrende på ham og sagde i spøg; Henrik, du er bindegal. Hvis du ikke passer på dig selv, dør du en dag af dit kæmpe overforbrug af sukker.

Henrik grinede bare og sagde: søde Marianne, se på mig, jeg er slank, muskuløs, i god form, har en flot kulør osv. Og ja, det var rigtigt, han så bragende godt ud. Mit svar var bare: "jamen det kan da godt være du ser godt ud, men du aner da ikke hvordan du ser ud inden i."

Henrik nød sin dessert, og så snakkede vi ikke mere om det.

Fire måneder senere fik vi en opringning fra Lis som fortalte, at Henrik var død. Han var faldet om efter en gåtur op ad en bjergvej. Hans aorta var sprunget, den var perforeret, utæt som en si. De forsøgte at redde hans liv, men forgæves. Henrik blev kun 47 år.

Det er lige præcis det som bekymrer mig, når folk tror den hellige grav er vel forvaret, bare fordi de ser godt ud. De kan simpelthen ikke forestille sig, at deres krop kan være to minutter fra at stå af. De kan ikke mærke, at kroppen er på overarbejde, fordi de er vant til at have det som de har det. Så hvordan skal de kunne vide, at de mishandler deres krop, når de ikke kan mærke det.

Henrik var en flot, slank og muskuløs mand, han levede bare et liv i overhalingsbanen. Problemet var desværre, at han ikke selv vidste det.

En meget sørgelig historie, som det tog os lang tid at komme over, nok mest fordi det måske kunne være undgået, hvis

Henrik havde kunnet mærke sin krop og havde lyttet til andre folks advarsler.

Jeg formoder du læser denne bog, fordi du er overvægtig. Hvis ikke, kan du måske være med til at hjælpe overvægtige i din omgangskreds med at sadle om. Det ville være en fantastisk gestus.

Hvis du er overvægtig, ses det på din krop, den er simpelthen for stor i forhold til en sund og slank krop. Alene det burde være advarsel nok.

Nej, du kan ikke se hvordan du ser ud indeni. Desværre, vil jeg næsten tillade mig at sige, for hvis du kunne, er jeg sikker på, at du ville lave en livsstilsændring lige nu og her.

Men - du kan stadigvæk nå det! Det kommer vi til lidt senere. Nu kunne jeg godt tænke mig at fortælle dig lidt om graviditet og overvægt samt kemikalier i maden, som det ufødte barn optager gennem navlestrengen.

Graviditet og overvægt

At være overvægtig og samtidig gravid, er noget af en udfordring for både mor og barn. Forestil dig, at du er meget overvægtig, og så bliver gravid.

Når en kvinde bliver gravid, sætter kroppen gang i en "mor/barn proces", hvor barnet er i centrum. Det betyder, at uanset om du har det godt eller skidt, er tynd eller tyk, lever sundt eller usundt, så er kroppen kun interesseret i, at det uféd-

te barn kommer gennem alle de forskelli-
ge faser, et foster skal igennem for at bli-
ve til et helt menneske, koste hvad det
vil.

Et foster optager al sin næring gen-
nem navlestrengen. Den næring barnet
får, kommer fra det moderen spiser og
drikker. Så hvis moderen spiser Junk
Food, får barnet også Junk Food. Hvis
moderen drikker Coca Cola, drikker bar-
net også Coca Cola. Hvis moderen drikker
alkohol, drikker barnet også alkohol. Hvis
moderen ryger, ryger barnet også.

Ja okay, det er sat lidt firkantet op,
men det er fordi jeg rigtig gerne vil råbe
dig op. For du skal ikke være et øjeblik i
tvivl om, at hvis du er overvægtig, er ble-
vet gravid, og lever en usund livsstil, er

der meget stor risiko for, at du kommer til at påføre dit ufødte barn skade.

De fleste mødre passer for det meste rigtig godt på deres nyfødte børn. Det er moderinstinkt og moderkærlighed. Men det paradoksale er, at mens barnet ligger i maven, er der rigtig mange overvægtige og/eller usunde gravide, som ikke tænker på, at deres usunde livsstil kan påføre deres ufødte barn skader for livet.

En moder, der indtager produkter som indeholder én eller anden form for kemikalie, sprøjtemidler, pesticider, hormoner, Aspartam, transfedtsyre, kviksølv, osv., ophober det i kroppen.

Fosteret, som får al sin næring fra moderen gennem navlestrengen, vil optage de giftstoffer, som moderen indtager gennem føden. Navlestrengen har ikke en si, som frasorterer uønskede giftstoffer.

Fordi det ufødte barn er en miniudgave af et voksent menneske, vil de giftstoffer barnet får ind gennem navlestrengen være i større koncentration, sat i forhold til barnets størrelse og vægt.

Philippe Grandiean:
Professor i Miljømedicin – Syddansk Universitet. Forsker i hjernens udvikling i fosterstadiet.

Philippe Grandiean har været flere gange på TV med problematikken, og han er virkelig bekymret for fremtidens børn. Hvad skal der blive af dem, når man ikke engang tager det alvorligt i dag, siger han.

Philippe Grandiean viser eksempler på, hvordan kemikalier moderen havde i sin krop, mens hun var gravid, blev overført til barnet i fosterstadiet og kunne måles i barnets blod når det var født. Målingen viste større koncentration end det, man målte i moderens blod, sat i forhold til barnets vægt og størrelse.

Han forklarede også omkring kviksølvforgiftning hos ufødte børn. I de tilfælde hvor man hos moderen kunne måle kviksølv i blodet, fandt man det også hos de nyfødte børn. Hos nogle var koncentrationen alarmerende høj.

Kviksølv er mistænkt for at lave skade på børns hjerner under fosterstadiet. Kviksølv bindes i blodet og slår sig på nervebanerne, hvor den gør ubodelig skade.

Når først skaden er sket, kan det ikke gøres om igen, forklarer *Philippe Grandiean*. Barnet bliver nødt til at leve et liv med den hjerne, det er blevet givet ved fødslen. I 1999 havde én ud af 500 børn autisme, i dag er det én ud af 88. Bare ét eksempel.

Mange par har problemer med at undfange eller fuldføre en graviditet. Den største stigning er blandt kvinder under 25 år.

80.000 kemikalier er på markedet i USA. 19 milliarder kg. kemikalier ender på det amerikanske marked hver dag. Det svarer til 623.000 tankvogne.

De sidste 50 år er brugen af kemikalier i USA steget med 2000 %. Jeg mangler ord!

Ulla Hass: Professor i DTU – forsker i skader ved sammensætningen af giftstoffer.

Ulla Hass forklarer, at det største problem er blandingen af flere stoffer kaldet "cocktail effekten". I forsøg viser det, at enkelte tilsætningsstoffer ikke behøver at gøre skade, det er først når de bliver blandet med andre kemikalier/giftstoffer, at det bliver rigtig farligt.

Det har vist sig, at drengebørn er mere følsomme overfor hormonpåvirkninger/ hormonforstyrrelser end piger. Det ses blandt andet på det stigende antal af testikelkræft, hvor Danmark har verdensrekord.

Den største trussel for menneskeheden er kemikalierne. Vi løber en kæmpe risiko ved at være uvidende, fordi vi ikke aner, hvad der er i den mad vi køber. Tør du løbe risikoen?

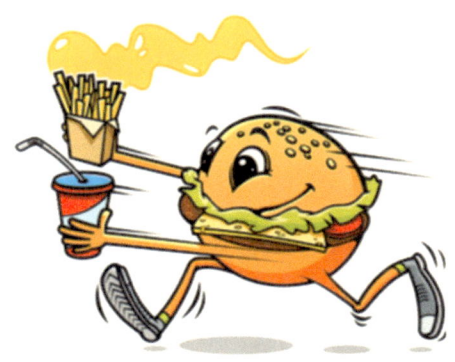

Børn og fedme

Børn betaler en meget stor pris for forældrenes uvidenhed. At være en tillidsfuld uvidende forbruger er åbenbart almindeligt i dag. Selv højt uddannede mennesker i store stillinger, som har styr på økonomi, køb af hus, valg af bil, ferier, kærlighed til deres børn osv., ville få bundkarakter for uvidenhed, når vi taler om køb af den mad de spiser hver dag.

Den tillidsfulde uvidende forbruger tror fuldt og fast på, at de lever sundt, når de spiser fedtfattigt, lightprodukter, grønt og frugt, osv. Men de tænker ikke over, at billige produkter/tilbud og discount intet har at gøre med sund fornuft, det er ganske enkelt manglende interesse for at passe på sig selv.

Problemet ligger i, at forbrugeren ikke har en chance for at se, hvad der foregår, når de vælger produkterne i butikkerne. Det står ikke på pakningen hvad der er i, og hvis det gør, er det med småt, som ingen kan læse alligevel!

Vi har en kæmpe udfordring i dag, når vi taler om børn. Det er forældrene, som må tage kampen op mod underlødig mad i butikkerne ved simpelthen at lade være med at købe dem. Så længe forbrugeren køber discountprodukter, vil de blive produceret i store mængder.

Kære forbruger og læser af denne bog. Hvis du vil undgå alvorlige skader hos dit ufødte barn, må du tage din livsstil meget alvorligt.

Du må stoppe lige nu og her med at påføre dit ufødte barn flere skader. Tag skridtet fuldt ud, og start en ny livscirkel, som vil brede sig som ringe i vandet og blive til stor glæde for din familie, dit ufødte barn og dig selv.

Husk, hvis du er husmor og/eller den som køber ind, er det dig, som har ansvaret for at købe ordentlige produkter til familien. De spiser jo bare hvad der bliver stillet på bordet!

Du kan vælge at købe ordentlige produkter og sørge for, at din familie ikke bliver udsat for tilsætningsstoffer, sprøjtemidler, hormoner, kviksølv, pesticider, aspartam og meget andet. Valget er dit.

Hvis du er klar til at ændre dit liv, behøver du kun at tage beslutningen. Træk vejret dybt, luk øjnene et øjeblik, og forestil dig hvordan dit liv kan komme til at se ud, hvis du ændrer livsstil.

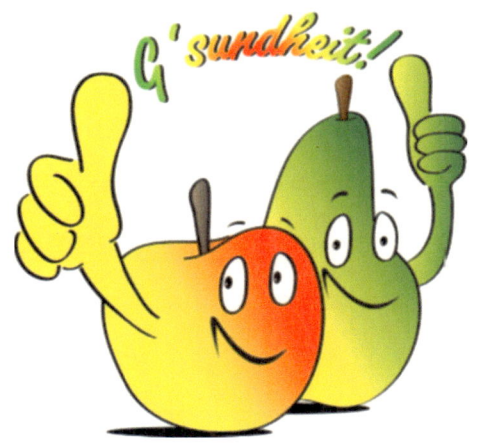

Er du klar til en nyt liv

At være klar til at ændre sit liv bety-der, at man vil det helt ind i sjælen, der er intet, som kan holde én tilbage, selvom man godt ved det kan blive hårdt. Det kræver selvdisciplin og masser af råstyrke, men tro mig, belønningen er så stor, at du aldrig vil fortryde det.

Hvis du er klar til at tage næste skridt og ændre dit liv for altid, skal du vide, at du ikke er alene. Der er mange, som gerne vil gå vejen sammen med dig, og rækker du hånden ud mod dem og viser at du gerne vil dele dine oplevelser og erfaringer med dem, er jeg sikker på, at der vil være flere som siger ja tak til dit tilbud.

Fremover må du forsøge at undgå følgende i hverdagen: Færdigretter, discount, Lightprodukter, Fast Food, Take a Way, fedtfattigt, sukker i store mængder, læskedrikke, alkohol i store mængder, slik, kager og hvidt brød i store mængder. Husk der skal være plads til lidt griseri en gang i mellem, ellers bliver det for surt.

Skift discount mad ud med: Gode råvarer, økologi, sundt fedt, vand, lækre urteteer, sundt guf, frugt, nødder og grønt, og alkohol og kaffe i fornuftige mængder. Det er ikke meningen at du skal blive asketisk, men du skal lære at bruge din sunde fornuft.

Har du viljen og styrken til at ændre dit liv, vil du også blive belønnet med et sundt og lykkeligt liv, hvor du ikke behøver ligge i overhalingsbanen og være bange for at blive "kørt" over.

Du behøver ikke slå dig selv oven i hovedet. fordi du har mishandlet din krop i mange år. Du gjorde det så godt du kunne. Havde du vidst bedre, havde du med garanti også ændret det.

Det er fortid. Glem alle synder og dumme handlinger. Du har straffet dig selv nok ved at blive overvægtig, så brug hellere energien på at se fremad, og ros så dig selv for at have taget skridtet til et nyt liv.

Det kan måske hjælpe dig på vej, hvis du fysisk husker, hvordan du så ud f.eks. 10 til 20 år tilbage. Find billeder frem, hvor du kan glæde dig over at se, at du engang har været flot og slank.

HUSK, det er stadigvæk den samme smukke sjæl, som bor i din krop, du har bare været lidt på afveje og lagt nogle ekstra kilo på sidebenene, og så er du blevet lidt ældre i mellemtiden.

Prøv om du kan huske hvordan og hvad du spiste, inden du begyndte at tage voldsomt på. Du kan være sikker på, at for ca. 20 år siden fandtes der ikke alle de færdigprodukter, som vi spiser og drikker i dag. Der fandtes f.eks. ikke Cola Zero, Lightprodukter, Fast Food, Fedtfattigt, Discount, Take a Way og meget andet i den udstrækning vi kender det i dag. I dag findes det næsten på hvert et gade-hjørne.

De ting du spiste tidligere findes også i dag, du skal bare kigge efter dem. Hvis du går uden om alt det du plejer at købe, vil du opdage, at der findes masser af gode råvarer, økologi og dejlige produkter som kan ændre dit liv for altid.

Det behøver absolut ikke blive dyrere. Det er en skrøne, at folk ikke har råd til at købe økologi og sunde råvarer. Forestil dig hvor meget du sparer på Take Away, færdigretter, Fast Food, alkohol i store mængder, slik og kager osv. Vi taler altså om rigtig mange penge.

Vejledning i indkøb

Det kan godt være lidt forvirrende at gå ind i en butik og finde nye produkter, som man ikke har købt før, så her er nogle gode råd, som kan gøre det nemmere

for dig at ændre dine indkøb og spiseva-
ner.

1. Skriv en indkøbsliste inden du går i
    byen.

2. Bestem dig for, hvor du vil købe ind
    og brug den samme butik, indtil du
    føler dig tryg ved at handle de nye
    produkter.

3. Hold fast i dine valg, og undgå at la-
    de dig friste

4. Find spændende opskrifter på nettet.
    Det er ganske enkelt, og udvalget er
    kæmpe stort. Har du først fundet in-
    gredienserne, er det nemmere at fin-
    de produkterne i butikken.

5. Spørg personalet, hvis du ikke kan finde hvad du søger. Det værste du kan gøre er at opgive, for så bliver du nemt offer for hurtige og nemme køb, og så er arbejdet omsonst.

6. Lad være med at sammenligne pri-ser, du tjener pengene hjem ved en smuk krop og godt helbred, og det er hele kampen værd.

Gode råd til ny livsstil

1. Nyd hvert øjeblik som føles rart i krop og sjæl.

2. Gør din nye livsstil til en dejlig udfor-dring, og ikke til et problem.

3. Fortæl gerne andre om dine nye fan-
   tastiske valg, det kan motivere dig
   endnu mere til at holde fast.

4. Sæt dig nogle overkommelige mål
   for, hvor meget du f.eks. vil tabe dig
   den første måned. Vær realistisk, så
   vil belønningen være større.

5. Giv dig selv lov til at "synde" en gang
   i mellem, det er lovligt og tilrådeligt,
   ellers bliver det nemt for surt.

6. Husk at spise flere gange om dagen,
   så kroppen har noget at arbejde
   med.

7. Drik gerne op til 2 L vand om dagen.
   Vi skal bruge meget vand til vedlige-
   holdelse af kroppen. Er det for svært

for dig, kan du lave en kande vand med citronskiver i. Stil den i køleskabet, hvilket gør den nemmere at drikke.

Du kan også lave 1L lækker urtete. Køl den af, kom den på en kande med et par citronskiver i. Det smager lækkert, og kan erstatte andre former for læskedrikke. Det er kun fantasien som sætter grænser!

Hvis du ønsker at tabe dig og holde vægten, også om 2 år, kan du læse næste bog i serien "Sundhed for enhver pris" bogens titel er: "SB METODEN" Varigt vægttab uden slankekur.

Bogen har alle de værktøjer, du kan ønske dig for at komme af med overflødige kilo. Bogen lærer dig en hel unik teknik til 'varigt vægttab' uden slankekur.

Følger du mine værktøjer og gode råd, og ikke mindst bruger din sunde fornuft, vil det gøre en forskel, så enkelt er det!

Husk, alt kan lade sig gøre, det er kun et spørgsmål om at tage det første skridt. Er du først begyndt at gå vejen, vil du på et tidspunkt få følelsen af, at intet kan holde dig tilbage. Du vil opleve en fantastisk indre livsglæde, som overskygger alt andet i livet.

Det du mærker er dig, din inderste kerne, dit selv, som indeholder alt, hvad du er.

Tro mig, der findes intet smukkere og mere livgivende end at finde ind til sin indre kerne, der hvor alle ens værdier ligger gemt. De værdier vi troede var fortid.

Hvis du har mod, lyst og overskud til at tage det første skridt, vil både denne bog, og bogen "SB METODEN" være fantastiske hjælperedskaber. De indeholder begge to værktøjer, som gør det nemmere at ændre dit liv for altid.

Din indre styrke

At vælge en omlægning af sit liv kræver en enorm indre styrke, og er man i forvejen ikke udstyret med det gen, som gør det nemmere at gennemføre en livsstilsændring, er det en kæmpe udfordring at fastholde den nye livsstil.

Jeg har stor respekt for de menne-
sker, som virkelig ønsker at tage det store
skridt og lave en livsstilsændring. De øn-
sker det så dybt og inderligt, de forsøger
den ene kur efter den anden, de prøver
alt, hvad der kan købes for penge for at få
en smuk og sund krop. Problemet er bare,
at de hele tiden opgiver, fordi de synes
det er for svært når "underbevidstheden"
hele tiden kalder på sukker, fedt, slik, al-
kohol, kager osv.

Tro mig, det er en stor udfordring.
Det er jo netop det som har forsødet dit
liv indtil nu, så hvorfor i alverden skulle
kroppen dog give slip på det.

Kroppen er blevet "vant" til et liv
med sukker, fedt og salt, alkohol samt
tilsætningsstoffer i den rigtige sammen-

sætning. Problemet er desværre, at krop-
pen bliver afhængig af disse stoffer, hvis
du tilfører dem dagligt. Kroppen bliver
"narkoman", mildt sagt, og skriger på
"dope", når den trænger til et fix.

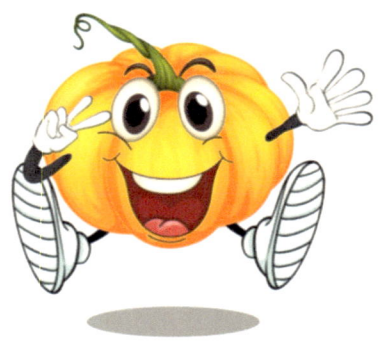

Det er dig, som skal tage kampen op
mod kroppens forbandelse. Det kræver
mod, udholdenhed, viljestyrke, og ikke
mindst, troen på dig selv. Find din indre
styrke frem, og lad den styre dit liv.

For mit vedkommende er jeg så privi-
legeret, at jeg har fået tildelt den indre
styrke, der skal til for at gennemføre en
livsstilsændring. Det faldt mig nemt at
gennemføre. Må dog tilstå, at de første 14
dage var en stor udfordring. Men jeg holdt
ud. Og i dag har jeg ingen problemer med
at fastholde min nye livstil.

I skrivende stund, 1 år efter jeg tog
skridtet og omlagde min livsstil, har jeg
tabt 18 kg., fået en slank og sund krop og
har det fantastisk.

Faktisk kan jeg i dag tillade mig at
"synde" uden at få ondt i maven, blive
oppustet, tage på eller få det skidt. Selv-
følgelig bruger jeg min sunde fornuft, og
tænker mig om, når jeg "synder". Det er
ikke hvad som helst, jeg kaster inden-

bords og heller ikke i store mængder. Jeg
er i forvejen ikke nogen slikmund og ka-
gepige og har stadigvæk ikke lyst til alko-
hol eller spiritus, hvilket i sig selv er en
gave.

Det er en kæmpe befrielse ikke at
have lyst til alkohol, for jeg husker tyde-
ligt, hvor ondt jeg fik i maven, og hvor
oppustet jeg blev, når jeg blandede alko-
hol med mad. Min krop kunne simpelthen
ikke omsætte det, så det var ikke særlig
svært for mig at tage beslutningen om en
livsstilsændring. Jeg satte mig et mål og
holdt fast i det.

Du skal også sætte dig et mål. Uden
mål kan du ikke fastholde dine drømme!
Sæt dig et mål for hvor længe du vil for-
søge dig med din nye "Livsstilsændring",

inden du tager den op til overvejelse igen. Når du har gjort det, laver du nogle del-mål, måske med et interval på en måned. Hvis du vil nå dit langsigtede mål, kræver det, at du holder fast i dine delmål.

Jeg satte mig et langsigtet mål som hed et år, hvor jeg ville undgå alkohol og spiritus helt, sukker og hvidt mel i store mængder, og så ville jeg forsøge at spise 80% basisk og 20% syre.

Jeg satte to delmål ind. Det første hed 14 dage, og det næste tre måneder. Efter de første 14 dage skulle jeg have styr på den nye livsstil og være over den værste frustration. Andet delmål på tre måneder skulle være en milepæl. Her skulle jeg have fået følelsen "jeg ændrer aldrig min nye livsstil igen".

Min plan gik ud på, at min hjerne ef-
ter et år havde vænnet sig til den nye
livsstil, og derfor ikke mere ville plage mig
med usund mad og drikke, og at jeg der-
for ville kunne leve efter den nye livsstil
uden at tænke over det mere.

Det holdt, fordi jeg vidste, hvad jeg
ville og ikke lod mig diktere af mine gamle
indkodede vaner og mønstre. Jeg havde
et mål, og jeg tvivlede ikke et øjeblik på,
at det jeg gjorde var det rigtige for mig.
Mine indkodede vaner og mønstre er nu
blevet erstattet af min nye livsstil, til stor
glæde for mig selv, og sikkert også familie
og venner.

Vaner og mønstre

Vores tanker er dem, som styrer vores liv, uanset hvad vi tror og mener. De holder os fast i gamle vaner og mønstre, som gør det utroligt svært at ændre livsstil.

Vi er oppe imod et helt liv af indkodede vaner og mønstre, som man ikke bare ændrer på 14 dage, men vil man det nok, og holder man fast uanset smerte og frustrationer, er belønningen kæmpestor. Du skal bare lære at "snyde" din underbevidsthed.

Sagen er den, at underbevidstheden ikke kender forskel på tanker og virkelighed. Det vil i praksis sige, at du kan bilde din underbevidst hvad som helst ind, den kan jo alligevel ikke tænke selv. Din underbevidstheds svaghed er din styrke. Brug din styrke til at skabe et nyt liv.

Der er et ordsprog på engelsk som siger: You are the creator of your life. På dansk: Du er skaberen af dit liv, eller - Du skaber selv dit liv. Når du selv skaber dit liv, er du også i stand til at skabe lige nøjagtig hvad du vil, det er "kun" et spørgsmål om indre styrke og vilje.

Hvis du virkelig ønsker at ændre dit liv og ikke er i besiddelse af den indre styrke, der skal til for at fastholde en livs-stilsændring, kan jeg måske hjælpe dig med at komme gennem den første svære tid.

Når først du er kommet ud på den anden side, er jeg sikker på, du har fået så meget tro på dig selv og din nye livs-stil, at intet mere kan ødelægge det for dig.

Du er til en hver tid velkommen til at kontakte mig, jeg findes lige her:
marianne@stresskanalen.dk

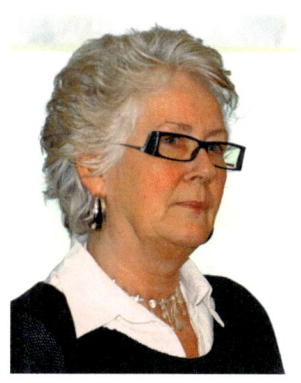

Efterskrift

Politiken

9. jul. 2011

Fedmeepidemi sætter ny rekord

Nu lider 600.000 voksne danskere af svær overvægt. Sundhedsminister Bertel Haarder er »fortvivlet«.

Hjerteforeningen

21.08.2013

Forekomsten af overvægt i Danmark er steget med 75 % siden 1987. Stigningen er især sket i de yngste aldersgrupper og hos personer med lav uddannelse.

En undersøgelse fra februar 2009 viser, at 21,4 pct. af befolkningen eller hver femte dansker er svært overvægtig med et BMI på over 30. Det svarer til en fordobling i antallet af svært overvægtige danskere siden 1987. 30-40 % af de voksne danskere er overvægtige. Det svarer til 1,3 mio.

danskere. Af disse er 10-13 % (400.000) svært overvægtige. (Kilde: hjerteforeningen.dk)

USA

Hver tredje teenager - og hver tiende baby i USA er nu enten overvægtig eller decideret fed. Obamas hustru forsøger at bremse den farlige epidemi.

Nyheder DR

03. Jan. 2014 kl. 06:46

Problemer med fedme er helt ude af kontrol

Politikere i hele verden opfordres til at gøre noget for at bekæmpe fedme. I Egypten, Kina og Mexico er der nu mange overvægtige.

Tallene i rapporten er alarmerende - især for mellem indkomstlande som Egypten, Kina og Mexico.

I dag er der over 900 millioner overvægtige i Asien, Latinamerika og Afrika - for 30 år siden var det 250 millioner.

Ekstrabladet

19. apr. 2014

Fedme er en tikkende bombe

Fede danskere koster kassen for velfærdssamfundet. På bare tyve år er antallet af svært overvægtige fordoblet, og det presser det danske sundhedsvæsen

Det er langt fra kun i Danmark, at flere og flere bliver fede. Verdenssundhedsorganisationen WHO karakteriserer fedme som en sygdom og udpeger fedmeepidemien til et af de største kommende globale folkesundhedsproblemer.?

I Japan har man taget kampen mod de dyre kilo op og indført en fedmelov. Den siger, at de japanske arbejdspladser skal måle livvidden på de ansatte, og hvis ikke målebåndet viser det rigtige tal, og den ansatte ikke formår at tabe sig i løbet af et par måneder, så idømmes virksomheden en bøde.

Når jeg læser ovenstående, prikker det helt ud i hver en fiber i min krop. Jeg bliver så fortvivlet over, at vi mennesker ikke har lært mere om os selv, end at vi hopper på alt hvad der bliver sagt og

skrevet om sundhed. Vi tror fuldt og fast
på, hvad reklamerne fortæller os. Alt hvad
der hedder sund fornuft eksisterer sim-
pelthen ikke, når det gælder vores kost.
Den er skiftet ud med letsindighed.

Danmark er et af de lande i verden,
hvor vi bruger "færrest" penge på mad.
Når vi vil spare, er det første vi skærer
ned på, maden vi køber. Her synliggøres
priserne lige for næsen af os. En papkyl-
ling til 45 kr. er da et klart valg, når øko-
kyllingen som ligger ved siden af koster
145 kr. Det er da logik for perlehøns, ikke
til debat.

En familie med to børn har "ikke" råd
til at købe økokyllingen "siger de". Min
påstand er, at det passer ikke, for der er
"rigeligt" med mad i én økokylling til en

familie med to børn. Den mætter mange gange mere end en papkylling. Køber man papkylling, er én ikke nok, så der skal to til. Okay, det er kun 90 kr., og du har sparet 55 kr., det kan jeg godt se. Men, hvad med sundheden? Er det ikke vigtigt, at børnene er sunde og har sunde foræl-dre?

I det lange løb er økokyllingen et so-bert og dyrevenligt valg og en garanti for et sund og godt liv for både kylling og mennesker.

Det handler om prioritering, ganske enkelt. Alle har råd til at købe økologi, hvis de vil. Måske på nær dem som ikke har arbejde, men det fritager dem ikke for at bruge den sunde fornuft, når de hand-ler. Vi prioriterer forskelligt, sådan er det bare. Det som er vigtigt for nogen, er ikke nødvendigvis vigtigt for andre.

Flere jeg har talt med omkring om-lægning fra konventionel til økologisk mad, kan slet ikke se, hvor de skal få pengene fra. Men alligevel har børnene modetøj- og sko, mobiltelefoner, iPad, TV på værelserne osv. Det er en selvfølge og kan under ingen omstændigheder diskute-res. Ski- eller badeferie hvert år er også en selvfølge. Hvad med Take a Way, fær-digretter osv., det er altså meget dyrt.

Jeg tænker bare, der er mange ting, man kan skære ned på i budgettet, hvis man har lyst. Har man ikke lyst, er det svært at se, hvor pengene skal komme fra, det forstår jeg godt. Men jeg bliver altså nødt til at sige, at usund livsstil ikke holder på den lange bane, sådan er det bare.

Hvad nu hvis vi bliver uhelbredeligt syge? Ville vi så ændre indstilling til vores livsstil? Ville vi prioritere anderledes end vi gør i dag? Højst tænkeligt, problemet er bare, at når først alvorlige sygdomme banker på døren, er det fordi kroppen har givet op og ikke orker mere.

Den har holdt os i live år ud og år ind med underlødig kost, og med garanti også sendt en masse signaler til os om, at det nok ikke var så godt - signaler som vi åbenbart har overhørt, fordi vi tror, vi er sunde og raske og derfor aldrig kan blive alvorligt syge. Usund livsstil baner vejen for alvorlige sygdomme.

Hvad med at forebygge i stedet for at helbrede? En uhelbredelig sygdom ender jo aldrig godt. Tag tyren ved hornene og lev sundt og helsebringende fra nu af og resten af dit dyrebare liv.

Ryd køkkenet for underlødig mad, stop impulsindkøb, og ikke mindst Take a Way. Forelsk dig i vand fra hanen, og læg dårlige drikkevaner på hylden. Bliv din egen sundhedsguru, og nyd din nye livs-stil, med plads til at synde.

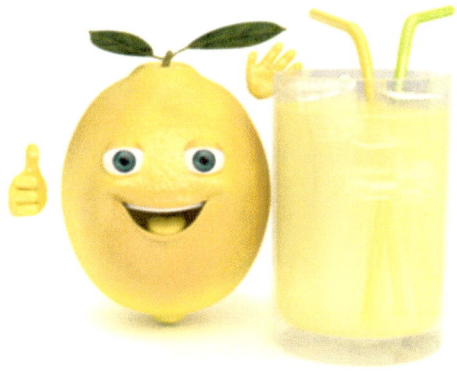

Tænk positivt

Sundhed er ikke kun det vi spiser og drikker, det handler i højeste grad også om sunde tanker. Vi har været inde på, hvordan tankerne styrer vores liv, og hvor meget det rent faktisk påvirker os døgnet rundt.

Hvis du tænker positive tanker om dig selv og dine medmennesker, vil du plante positive frø i din bevidsthed. Når disse frø begynder at spire, vil de på et tidspunkt fylde så meget, at de under-trykker dine negative tanker.

Når det sker, vil din tankeverden ændre sig for altid, og du får mulighed for at skabe dig et helt nyt liv. Positive tanker gør det nemmere at ændre gamle vaner og mønstre, uden du behøver gå i panik.

Hvis du har svært ved at tænke posi-tive tanker, kan du lære det. Du skal "ba-re" gøre noget andet end det du plejer at gøre. Når du forsøger at gøre noget andet end det du plejer at gøre, forvirrer du un-derbevidstheden.

Hvis du holder fast i nye vaner og mønstre, ender det på et tidspunkt med, at underbevidstheden går i panik. Den vil gøre alt for at få dig til at skifte retning, og komme tilbage til gamle velkendte va-ner og mønstre.

Her er det din indre styrke kommer dig til undsætning, for på et tidspunkt sker der en fundamental ændring i din tankeverden, ene og alene fordi du har holdt fast i nye vaner og mønstre.

Du kan ændre dine tanker, ved at

tænke positivt i stedet for negativt. Se dig
selv som smuk og slank, i stedet for stor
og rund. Se kærligheden som en gave, i
stedet for en udfordring. Tænk på mad
som en nydelse og vejen til en sund og
smuk krop, i stedet for at tænke på hvad
den gør ved dig, og stop så med at straffe
dig selv, hver gang du træder lidt ved si-
den af. Det gør vi alle sammen, og det er
det, som giver livet kulør.

Hver gang der kommer negative tan-
ker op, lader du dem passere og bytter
dem ud med positive tanker i stedet for.

Det er ligesom at lære at cykle, man
skal bare blive ved med at forsøge, og
pludselig en dag kan man cykle både op
og ned ad bakker og svinge rundt om sig
selv uden at vælte. Sådan er det også
med tanker, vælger man at tænke gode

tanker hele tiden, vil ens liv også blive derefter.

Tak fordi du læste min bog! Jeg håber inderligt, at den levede op til dine forventninger, og at den har givet dig større indsigt i det at være overvægtig.

NB:- Husk, bogen i serien "Sundhed for enhver pris" med titlen; SB METODEN – varigt vægttab uden slankekur, er bogen som kan hjælpe dig med at ændre dit liv for altid. Det er her du finder råd og vejledning til "varigt vægttab uden slankekur".

Bøgerne kan købes flere steder på nettet som paperback og e-bog, eller på www.stresskanalen.dk

Her er en lille smagsprøve på bogen:

SB METODEN

"varigt vægttab uden slankekur"

Forskellen på SB METODEN og en slankekur er, at en slankekur er en "kur" man er på i en tidsbegrænset periode. Når man er færdig med slankekuren, vender de fleste tilbage til gamle mønstre og vaner, hvorefter de tabte kilo sniger sig på igen.

Slankekure prikker til den evindelig dårlige samvittighed, som altid minder én om, at man BURDE og SKULLE leve mere sundt.

SB METODEN er ikke en "kur" men en livsstilsændring. Med SB METODEN vender man ikke tilbage til gamle mønstre

og vaner, men holder fast i den nye livs-
stil, hvor belønningen er varigt vægttab
og en sund og stærk krop.

En af fordelene ved at leve efter SB
METODEN er, at man IKKE behøver forsa-
ge ting. Faktisk må du gerne spise "alt",
dog med omtanke. Ideen bag SB
METODEN er, at man spiser 80% basisk
og 20% syre.

Det som tæller er, at dagligdagen er i
balance. Fortæl din krop, at livet ikke er
forbi, bare fordi du har valgt at spise 80%
basisk, den vil stadigvæk få 20% af alt
det den rigtig godt kan lide, så der er in-
gen grund til panik.

SB METODEN, ændrer dit liv for altid!

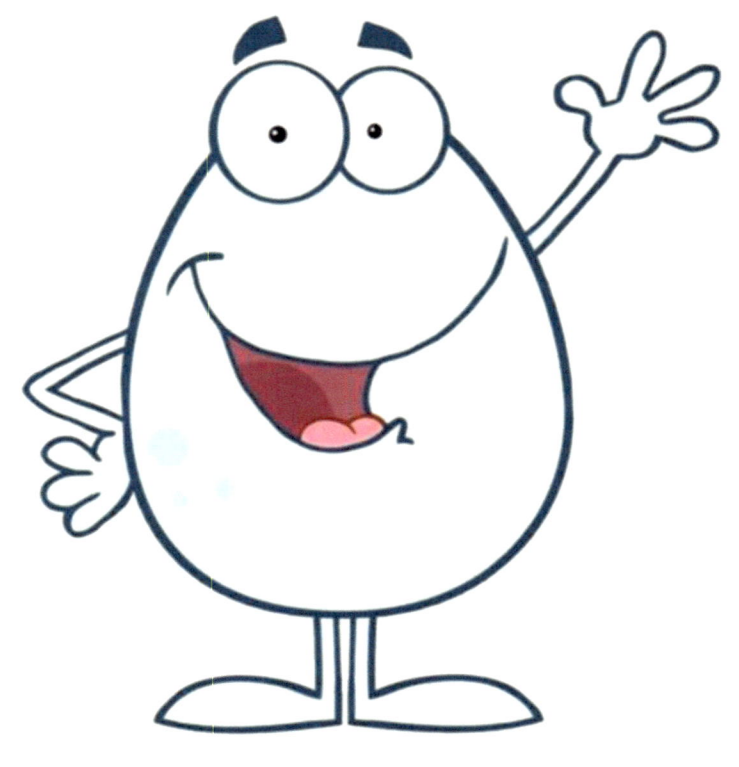

HELD OG LYKKE MED DIN NYE LIVSSTIL!